LOW CARB

Perdere Peso Con Il Piano Di Dieta A Basso
Contenuto Di Carboidrati

(Ricette A Basso Contenuto Di Carboidrati Per
Colazione)

Orso Conti

I0089876

Traduzione di Daniel Heath

© **Orso Conti**

Todos os direitos reservados

ISBN

<u>TERMINI E CONDIZIONI</u>

INDICE

Parte 1

Introduzione

Voglio ringraziarti per aver scaricato il libro.

Questo libro contiene informazioni preziose e aggiornate che ti illumineranno su come utilizzare una dieta a basso contenuto di carboidrati per perdere peso velocemente e in modo permanente. Nello specifico, scoprirai quanto segue in questo libro:

- Perché sarai in grado di perdere peso velocemente con la dieta a basso contenuto di carboidrati

- Il ruolo dei carboidrati nella dieta

- Il carboidrato è necessario e puoi davvero limitarlo nella tua dieta?

- In che modo i carboidrati si trasformano in zuccheri nel sangue e quindi in energia consumabile

- Cosa può sostituire i carboidrati come fonte primaria di energia

- I fattori che è necessario considerare per aumentare la sicurezza nella vostra dieta a basso contenuto di carboidrati

- Le prove che dimostrano l'efficacia della dieta a basso contenuto di carboidrati nell'erogare una rapida perdita di peso e il suo potenziale di portare a risultati sostenibili e permanenti

- La chiave per far funzionare la dieta a basso contenuto di carboidrati per te, considerando che ogni corpo è unico

- Come cinque delle migliori diete a basso contenuto di carboidrati funzionano per fornire risultati

- Come iniziare con la dieta a basso contenuto di carboidrati

- Strumenti e risorse che ti aiuteranno ad aumentare il tuo successo nel raggiungere i tuoi obiettivi di perdita di peso con la tua dieta a basso contenuto di carboidrati

- Esempi di ricette dietetichedeliziose a basso contenuto di carboidrati

Iniziamo il viaggio.

Capitolo 1: Qual è la connessione tra la perdita di peso rapida e la dieta a basso contenuto di carboidrati?

Se sei come la maggior parte delle persone che hanno bisogno di perdere peso in eccesso, vorresti perderlo velocemente. Potresti anche aver sentito dire che una rapida perdita di peso non è generalmente consigliabile perché comporta rischi per la salute. I risultati che ottieni sono solitamente temporanei e il peso che hai perso inizialmente tornerà, e spesso con una vendetta.

Tuttavia, sai che puoi ancora perdere peso velocemente e goderti i risultati permanenti della perdita di peso? Puoi farlo con le giuste scelte attraverso l'implementazione corretta di una dieta a basso contenuto di carboidrati adatta alle tue esigenze nutrizionali e ai requisiti di perdita di peso.

Perdita di peso definitiva e salutare
Mentre è comune per le persone associare la perdita di peso salutare con la dieta, devi capire che è più di una semplice dieta. Perdere peso in modo sano significa migliorare il tuo stile di vita e passare a un regime sano che include dieta ed esercizio fisico.

Pertanto, è meglio vedere la dieta come parte integrante di un peso salutare. Astenersi dal dipendere interamente da un programma dietetico per fornire i risultati di perdita di peso che ci si aspetta di ricevere. Una perdita di peso salutare significa anche prendere le giuste scelte e decisioni sulla base di informazioni e fatti.

Perdita di peso buona per la tua salute
È sempre meglio adottare un approccio salutare alla perdita di peso. Mentre è

opinione generale che perdere peso lentamente o gradualmente è meglio della rapida perdita di peso, puoi comunque beneficiare di risultati di perdita di peso sicuri e veloci.

Misura il tuo peso spesso
Se il tuo obiettivo è quello di perdere peso velocemente o prevenire l'aumento di peso, ciò che ti aiuta è misurare il tuo peso spesso. Fare un passo sulla bilancia per perdere peso ne aumenta la consapevolezza. Tuttavia, qualunque cifra tu veda sulla bilancia, specialmente quando le cifre sono alte, non dovrebbe stressarti.

Saltare o non saltare i pasti
È una pratica comune tra le persone che desiderano perdere peso velocemente saltare i pasti, di solito la colazione o la cena. Gli esperti di perdita di peso concordano, tuttavia, sul fatto che anche se ritieni di aver mangiato troppo durante uno dei tuoi pasti, non dovresti saltare

nessuno dei tre pasti - colazione, pranzo e cena.

Saltare i pasti ti darà solo una sensazione di privazione che spesso è la causa del mancato guadagno di peso. Coloro che non saltano i pasti hanno maggiori possibilità di godere di risultati di perdita di peso veloci rispetto a quelli che lo fanno.

Consentire al cervello di comunicare con lo stomaco
Ci vogliono almeno 15 minuti, dopo aver consumato il cibo, per il cervello per dire allo stomaco che sei pieno. Pertanto, devi dare al tuo cervello e allo stomaco tempo sufficiente per comunicare tra loro. Puoi farlo consumando il cibo più lentamente. Sarai in grado di ridurre il consumo di cibo in questo modo.

Organizzare i tuoi pasti

Mangiare spontaneamente non ha alcun senso nella dieta quando si deve perdere peso e si vogliono risultati veloci. È necessario pianificare ogni pasto ogni giorno. Assicurati che qualunque sia il piano dietetico che decidi per perdere peso velocemente, soddisfi il tuo fabbisogno giornaliero di nutrizione e di energia.

Ruolo della dieta a perdere peso

Il tuo programma dietetico è il componente più importante per la perdita di peso. In un articolo pubblicato dalla NBC News, i risultati di una ricerca del Sistema Sanitario dell'Università di Loyola insieme ad altri centri mostrano come la dieta, e non l'esercizio fisico, svolga il ruolo principale nella perdita di peso e nella prevenzione dell'obesità.

Secondo il team di esperti che ha condotto la ricerca, anche quando si fa più esercizio fisico, se non si presta attenzione alla propria dieta e si osserva ciò che si mangia, è improbabile che si perda il peso in eccesso.

In studi separati, diversi studi clinici dimostrano che la dieta influenza circa il 75% della perdita di peso. Tuttavia, l'esercizio è ancora un fattore importante, soprattutto quando si tratta di mantenere i risultati di perdita di peso a lungo termine. È solo che per la maggior parte, il tuo programma dietetico detta i risultati della tua perdita di peso.

Perdita di peso veloce e piano dietetico a basso contenuto di carboidrati

La Harvard Schoolof Public Health (HSPH) conferma che ci sono una serie di prove che dimostrano quanto i piani dietetici a basso contenuto di carboidrati possano portare a risultati rapidi di perdita di peso, più veloci di quelli a basso contenuto di grassi. Se scegli la dieta più adatta alle tue esigenze nutrizionali e ai requisiti di perdita di peso, godrai di risultati permanenti di perdita di peso.

In un confronto tra dieta a basso contenuto di carboidrati e dieta a basso contenuto di grassi, la primabatte quest'ultima in diverse categorie, tra cui:

- Velocità dei risultati
- Abbassa i trigliceridi (trasportano il grasso nel sangue)
- Potenzia il tuo colesterolo buono di HDL (lipoproteine ad alta densità)

Gli esperti di HSPH confermano anche i risultati della ricerca sui benefici per la salute del cuore di una dieta a basso contenuto di carboidrati a patto che si ottengano i macronutrienti (proteine, carboidrati e grassi) da fonti salutari.

I risultati mostrano che una dieta a basso contenuto di carboidrati con sostanze nutritive provenienti da buone fonti può ridurre i rischi cardiaci fino al 30%. Oltre a questo, la dieta migliora anche le cifre sul colesterolo e la pressione sanguigna.

Capitolo 2: La dieta a basso contenuto di carboidrati è efficace e sicura nel fornire risultati rapidi di perdita di peso?

La dieta a basso contenuto di carboidrati è forse la più popolare tra i piani dietetici, ma è anche circondata da molte controversie. Ciò è particolarmente vero quando si tratta di confrontare i piani dietetici a basso contenuto di carboidrati con piani dietetici a basso contenuto di grassi.

La maggior parte degli argomenti contro le diete a basso contenuto di carboidrati riguardano la loro efficacia e sicurezza nel fornire risultati a lungo termine, in particolare:

- La rapida perdita di peso è generalmente non sicura e non consigliabile.
- Il peso perso è destinato a ritornare.
- Ti mancano determinati nutrienti quando riduci il consumo di carboidrati.
- È difficile seguire una dieta a basso contenuto di carboidrati, rendendola meno efficace nell'erogazione e nel mantenimento dei risultati di perdita di peso.
- Le diete a basso contenuto di carboidrati aumentano il rischio di malattie croniche.

La dieta a basso contenuto di carboidrati è efficace e sicura? Lo scoprirai in questo capitolo.

Cosa sono i carboidrati
Esistono due tipi di nutrienti: (1) macronutrienti; e (2) micronutrienti. I macronutrienti sono i nutrienti di cui il corpo ha bisogno in quantità relativamente grandi. I micronutrienti, da un lato, sono anche sostanze nutritive essenziali, ma il corpo ha bisogno solo di piccole quantità di questi nutrienti per godere dei loro benefici per la salute.

I carboidrati appartengono al primo tipo, i macronutrienti. Gli altri due elementi che completano i nutrienti in questa categoria sono proteine e grassi. La funzione principale dei carboidrati come macronutriente è di fornire energia al tuo corpo. Mentre le proteine e i grassi sono anche fornitori di energia, l'energia che il corpo utilizza per prima proviene dai carboidrati.

Due tipi di carboidrati
I carboidrati sono di due tipi:

- Carboidrati semplici: contengono un'elevata quantità di amidi. Questi carboidrati entrano direttamente nella circolazione sanguigna e incasinano i livelli di zucchero nel sangue. Dal momento che il livello di zucchero nel sangue aumenta bruscamente, sperimenterai brevi raffiche di energia anche se temporaneamente. Il tuo livello di zucchero scende successivamente, lasciandoti debole.

Esempi di carboidrati semplici sono i seguenti: zucchero, latticini, soda e bibite, caramelle e tutti i prodotti contenenti monosaccaride (fruttosio, glucosio e galattosio) e disaccaride (lattosio, saccarosio e maltosio).

- Carboidrati complessi: consistono di tre o più zuccheri legati insieme formando una catena. Se i carboidrati semplici sono ricchi di amidi, i carboidrati complessi al contrario sono ricchi di fibre, vitamine e minerali. Poiché il corpo necessita di un po' di tempo per digerire questi carboidrati, essi non causano picchi di zucchero nel sangue; invece lasciano il posto a una costante ascesa.

Esempi di fonti di carboidrati complessi sono i seguenti: spinaci, lattuga, sedano, cavolo, gombo, riso integrale, pane multigrano, latte scremato, mele, prugne, carote, fragole, prugne e arance.

Si noti che la maggior parte degli alimenti citati sopra sono nella lista superiore degli alimenti ad alta densità di nutrienti.

Come trasforma il corpo i carboidrati in energia consumabile
In precedenza hai imparato che i carboidrati sono la principale o la prima fonte di energia che il corpo utilizza. Quindi, il consumo di carboidrati è necessario per il continuo approvvigionamento di energia. Ti chiederai come il corpo ottiene energia dai carboidrati?

La conversione inizia non appena inizi a masticare il tuo cibo. La tua saliva contiene enzimi digestivi che abbattono il contenuto di carboidrati del cibo. I carboidrati scomposti poi viaggiano nel tuo corpo attraverso il tuo sistema digestivo.

I carboidrati che raggiungono l'intestino tenue vengono ulteriormente suddivisi in unità più piccole per diventare monosaccaridi, in genere glucosio o zucchero nel sangue. Il pancreas rilascia quindi l'insulina, un ormone che consente al glucosio di entrare e interagire con le cellule.

L'insulina facilita l'ingresso del glucosio nelle tue cellule, il tuo metabolismo elabora la glicemia o il glucosio per convertirli in energia consumabile e immagazzinare l'eccesso per il successivo consumo. Il glucosio non utilizzato viene solitamente conservato come grasso nel corpo.

Se il consumo di carboidrati è basso, il corpo si rivolgerà prima al glucosio (grasso) immagazzinato per convertirli in energia. Altrimenti, esaurirà tutta l'energia e ne pagherà le conseguenze, come la stanchezza. Il corpo può anche ottenere l'energia necessaria dalle proteine oltre che dai grassi. Questo è un processo che la scienza chiama chetosi.

Come la chetosi influenza la perdita di peso
Quando il corpo inizia a prelevare il suo fabbisogno energetico da grassi e proteine invece che da carboidrati o glucosio, stai entrando nello stato di chetosi. Durante

questo processo, la velocità di combustione del grasso del tuo corpo aumenta a un livello più alto.

In sostanza, la chetosi consente al corpo di utilizzare i grassi come fonte primaria di energia. Pertanto, non solo devi ridurre l'assunzione di carboidrati, ma devi anche assicurarti che il tuo corpo abbia abbastanza grassi da convertire in energia da consumare.

Cos'è una dieta a basso contenuto di carboidrati

È difficile avere un'unica definizione di dieta a basso contenuto di carboidrati, poiché il significato può variare da una dieta a basso contenuto di carboidrati a un altro. Ci sono piani dietetici a basso contenuto di carboidrati che richiedono una rigorosa restrizione dell'assunzione di carboidrati, mentre altri piani sono più indulgenti nella restrizione di consumo di carboidrati.

Tuttavia, il principio dietro tutte le diete a basso contenuto di carboidrati è quello di limitare l'assunzione di carboidrati poiché i carboidrati aumentano i livelli di zucchero nel sangue. L'alto livello di zucchero nel sangue induce il pancreas a produrre una maggiore quantità di insulina, che a sua volta stimola la fame o il desiderio di cibo.

L'obiettivo principale dei piani dietetici a basso contenuto di carboidrati è quello di allenare il corpo a bruciare i grassi invece di zucchero per l'energia consumabile. Pertanto, questi programmi dietetici raccomandano anche di aumentare l'assunzione di cibi contenenti grassi e / o alimenti contenenti proteine per sostituire i carboidrati. È normale che un alimento ricco di grassi sia anche ricco di proteine.

Come puoi trarre vantaggio da una dieta a basso contenuto di carboidrati

La sceltadella dieta a basso contenuto di carboidrati più appropriata per i vostri requisiti di perdita di peso e farlo correttamente porterà diversi vantaggi. Ecco i migliori vantaggi di cui puoi godere dal tuo programma dietetico a basso contenuto di carboidrati:

Risultati rapidi di perdita di peso

Diete a basso contenuto di carboidrati sono forse le più veloci nel fornire risultati di perdita di peso. Studi e ricerche cliniche dimostrano che le diete a basso contenuto di carboidrati offrono i più alti risultati di perdita di peso a breve termine, rispetto ad altre diete che includono basso contenuto di grassi e basso contenuto calorico.

L'unica cosa cui dovrai fare attenzione è riguadagnare il peso a breve termine o iniziale che hai perso attraverso la dieta a basso contenuto di carboidrati. Assicurati che il tuo piano includa metodi su come mantenere o sostenere i tuoi risultati di perdita di peso.

Miglioramento nel tuo colesterolo
In uno studio elaborato i cui risultati sono stati pubblicati dal New England Journal of Medicine nel 2008, i ricercatori hanno scoperto che la dieta a basso contenuto di carboidrati ha i maggiori benefici sull'abbassamento del colesterolo.

Questo studio, noto come studio diretto, ha confrontato tre piani dietetici: (1) dieta a basso contenuto di carboidrati, (2) dieta mediterranea; e (3) dieta a basso contenuto di grassi. Il processo è durato due anni con risultati che hanno spinto il ricercatore a includere nella sua conclusione quanto segue:

- La dieta a basso contenuto di carboidrati e la dieta mediterranea hanno mostrato risultati migliori e maggiori potenzialità nel fornire risultati di perdita di peso e mantenerlo successivamente.

- La dieta a basso contenuto di carboidrati ha i maggiori benefici nel migliorare i livelli di colesterolo, mentre la dieta mediterranea è la migliore per controllare lo zucchero nel sangue.

- La dieta a basso contenuto di carboidrati ha prodotto i migliori risultati nell'abbassare i trigliceridi, il grasso nel sangue che in alti livelli può scatenare infarto o ictus. Allo stesso tempo, la dieta aumenta anche l'HDL (lipoproteine ad alta densità) o colesterolo buono.

Rischio più basso di malattie cardiache
Secondo la Harvard Schoolof Public Health (HSPH), una dieta a basso contenuto di carboidrati che riduce moderatamente il consumo di carboidrati può ridurre il rischio di malattie cardiache. Per godere di questo vantaggio, la scelta delle fonti di proteinee grassi è fondamentale. Questo risultato è stato basato sui seguenti studi e test:

- Uno studio ventennale che ha valutato, analizzato e stabilito la connessione tra diete a basso contenuto di carboidrati e rischi di malattie cardiache, compresi i rischi di diabete.

I soggetti dello studio erano donne che seguivano diete a basso contenuto di carboidrati, ma con varie fonti di proteine e grassi. Coloro che hanno acquistato proteine e grassi da alimenti ad alta densità di nutrienti hanno mostrato una riduzione del 30% dei rischi per le malattie cardiache e il diabete di tipo 2.

- OmniHeart (prova ottimale di assunzione di Macronutrienti per la salute del cuore), un test randomizzato, ha dimostrato che seguire una dieta a basso contenuto di carboidrati può favorire la salute del cuore, abbassare la pressione sanguigna e regolare LDL (lipoproteine a bassa densità) o colesterolo cattivo.

Il dibattito contro le diete a basso contenuto di carboidrati

Come accennato in precedenza, continua il dibattito contro le diete a basso contenuto di carboidrati. Coloro che sono contrari hanno sollevato diversi argomenti, alcuni dei quali si trovano elencati di seguito. Devi considerare questi argomenti e valutare le opzioni per fare le giuste scelte e le migliori decisioni nel beneficiare di una dieta a basso contenuto di carboidrati.

Mancanza di nutrienti

L'argomento più comune contro i piani dietetici a basso contenuto di carboidrati è la carenza di nutrienti. Dal momento che devi eliminare determinati alimenti o gruppi nella tua dieta, la preoccupazione è che potresti perdere i nutrienti che possono essere necessari al tuo corpo.

Considera i seguenti benefici nella nutrizione inerente ai carboidrati:

- I grani, i cereali e il pane sono fonti ricche di fibre alimentari, vitamina B e acido folico. Questi nutrienti proteggono il tuo cuore e aumentano la fertilità.
- Quando si tratta di energia per il tuo cervello, la fonte migliore tra i tre macronutrienti è costituita dai carboidrati. Limitare il consumo di carboidrati nega al cervello l'energia di cui ha bisogno e quindi ti rende stupido?

Non quando scegli la giusta dieta a basso contenuto di carboidrati e la attui correttamente, come scoprirai nei capitoli successivi di questo libro. Diversi studi hanno già dimostrato le prove su come la corretta implementazione di una dieta a basso contenuto di carboidrati possa effettivamente aiutare a potenziare le funzioni cognitive.

- La maggior parte degli alimenti che devi limitare quando si segue una dieta a basso contenuto di carboidrati contengono fibre alimentari che ti permettono di sentirti più pieno per un tempo più lungo.

Questo non dovrebbe necessariamente significare che le diete a basso contenuto di carboidrati siano carenti di fibre. Ti renderai conto che le verdure non amidacee e quelle a basso contenuto di zuccheri che la dieta a basso contenuto di carboidrati raccomanda sono anche ricche di fibre alimentari.

Rischi cronici sulle condizioni di salute
Un altro argomento popolare contro le diete a basso contenuto di carboidrati è che aumentano i rischi per le condizioni di salute croniche, come il seguente:

- Stitichezza: aumentare l'assunzione di proteine e grassi e ridurre l'assunzione di carboidrati può causare costipazione. La soluzione è assicurarsi di consumare alimenti a basso contenuto di carboidrati con elevato contenuto di fibre.

- Osteoporosi: le diete a basso contenuto di carboidrati, se fatte bene, non si traducono in perdita ossea. Allo stesso modo, per proteggere la salute delle tue ossa mentre segui un programma dietetico che limita l'assunzione di carboidrati, scegli attentamente le fonti delle proteine.

- Disturbi renali: se ti preoccupi della salute e delle funzioni del rene per l'aumento dell'apporto proteico, fai attenzione alle fonti di cibo delle tue proteine. Scegli buone proteine.

Tuttavia, ad oggi, non ci sono prove che le troppe proteine possano danneggiare la buona salute del rene.

- Disidratazione e affaticamento: poiché il basso contenuto di carboidrati attiva il corpo a bruciare il glucosio di riserva che contiene acqua, si può essere a rischio di disidratazione. La soluzione è aumentare l'assunzione di acqua per mantenere il corpo idratato.

Per la fatica, assicurati di seguire una dieta a basso contenuto di carboidrati adatta alle tue esigenze nutrizionali e ai requisiti di perdita di peso. Controlla anche che non ci siano problemi di salute di base, come problemi alla tiroide.

Per combattere e prevenire l'affaticamento, assicurati di assumere proteine e grassi da alimenti ricchi di sostanze nutritive. Una volta che il tuo corpo si abitua ad approvvigionare la tua energia da grassi e proteine, la tua fatica scompare.

Mancanza di varietà

Coloro che hanno rinunciato a diete a basso contenuto di carboidrati per la perdita di peso hanno sostenuto che difficilmente possono sopportare la noia che porta la loro dieta. Si lamentano della mancanza di varietà e restrizioni nel loro cibo.

Tutti i programmi dietetici, indipendentemente dal tipo, porteranno alcune restrizioni in un modo o nell'altro. Ciò non significa che dovrai sopportare pasti poco gustosi o insipidi. Puoi sempre scegliere di creare pasti entusiasmanti e di grande gusto.

Nei capitoli successivi di questo libro, troverai alcune gustose ricette a basso contenuto di carboidrati che ti impediranno di annoiarti.

La dieta a basso contenuto di carboidrati è efficace?

Le diete a basso contenuto di carboidratisi sono dimostrate efficaci nel dare risultati rapidi di perdita di peso. Secondo la Harvard Schoolof Public Health (HSPH), ci sono prove che dimostrano quanto i piani dietetici a basso contenuto di carboidrati battano i piani dietetici a basso contenuto di grassi nel fornire rapidi risultati di perdita di peso. Alcune prove mostrano anche che i risultati delle diete a basso contenuto di carboidrati sono sostenibili con la giusta gestione della perdita di peso.

La maggior parte di coloro che scelgono la dieta a basso contenuto di carboidrati come il percorso per raggiungere i risultati desiderati di perdita di peso, scoprono che la dieta fa davvero perdere peso con risultati rapidi. L'unica cosa cui devi fare attenzione è la potenziale perdita di tessuto muscolare. Ciò significa che la dieta a basso contenuto di carboidrati dovrebbe aiutarti a bruciare i grassi per indurre la perdita di peso.

Bruciare il grasso invece di perdere i muscoli
Se non si presta attenzione alle proprie scelte e all'implementazione del piano dietetico a basso contenuto di carboidrati, è probabile che si bruceranno i tessuti muscolari invece del grasso corporeo per perdere l'eccesso di peso.

Bruciare muscoli in una dieta a basso contenuto di carboidrati può accadere a causa di quanto segue:

- La riduzione del consumo di carboidrati induce il sistema corporeo a consumare glucosio immagazzinato da carboidrati o glicogeno nel fegato e nei tessuti muscolari. La mancanza di glicogeno nei tessuti muscolari li rende deboli e la loro forza compromessa li rende vulnerabili alla perdita muscolare.

- Consumi meno calorie e ne bruci di più. In questa condizione, il tuo corpo inizia a localizzare la sua energia mancante poiché non la ottiene dal cibo. Ricorda che la principale fonte di energia, in condizioni normali, è costituita dai carboidrati.

Il corpo cerca la sua energia mancante da due posizioni. Uno è dai grassi del tuo corpo, che è il sostituto ideale. L'altra posizione è il tuo muscolo. Se implementata correttamente, la dieta a basso contenuto di carboidrati dovrebbe essere in grado di trovare la sua energia mancante dai grassi corporei.

Per bruciare i grassi invece dei muscoli quando si segue una dieta a basso contenuto di carboidrati, evitare di porre troppa restrizione sull'assunzione di carboidrati. Allo stesso tempo, assicurati di assumere i tuoi sostituti di carboidrati, proteine e grassi, in modo eccellente.

La dieta a basso contenuto di carboidrati è sicura?

Tutti i piani dietetici per la perdita di peso portano con sé alcuni rischi. I rischi diventano maggiori se non si segue con attenzione e cautela il piano. Quindi, se si desidera eliminare i rischi e aumentare la sicurezza nella tua dieta a basso contenuto di carboidrati, quindi è necessario anche fare la tua parte ed essere responsabili nel proteggere la tua salute mentre godetedei risultati di perdita di peso che la tua dieta a basso contenuto di carboidrati offre.

Fattori da considerare

Ecco alcuni fattori che dovresti considerare attentamente quando scegli e implementi la tua dieta a basso contenuto di carboidrati:

- Evitare piani dietetici a basso contenuto di carboidrati con restrizioni di carboidrati estreme. Tieni presente che il tuo corpo ha bisogno di carboidrati per le sue funzioni nel mantenere la tua salute generale. Pertanto, stabilire obiettivi e aspettative di perdita di peso realistici e ragionevoli.

- Scegliere eccellenti fonti di proteine e grassi. Una regola generale nelle diete a basso contenuto di carboidrati è di ridurre il consumo di alimenti contenenti carboidrati e aumentare il consumo di cibo contenente proteine e grassi. Assicurati di scegliere fonti proteiche e grassi di alta qualità, poiché funzionano come sostituti dei carboidrati.

- Valutare a fondo i piani dietetici a basso contenuto di carboidrati. Mentre questi piani si basano sul principio generale della restrizione dei carboidrati, ogni piano ha le sue caratteristiche uniche che possono o meno essere vantaggiose per i propri requisiti di perdita di peso. Scegli il piano che soddisfa i tuoi bisogni nutrizionali e di perdita di peso.

Capitolo 3: Come funziona la dieta a basso contenuto di carboidrati per una perdita di peso rapida e permanente?

Questo capitolo ha lo scopo di fornirti informazioni precise per aiutarti a capire meglio come funziona una dieta a basso contenuto di carboidrati edare risultati di perdita di peso rapidi e permanenti. La chiave sta nel prendere le giuste scelte e decisioni.

C'è la scienza dietro la dieta a basso contenuto di carboidrati?
Seguire una dieta a basso contenuto di carboidrati è una pratica comune tra le persone che desiderano perdere peso velocemente e mantenere la propria perdita di peso. Raramente, tuttavia, si prendono il tempo per saperne di più sulla dieta se non riescono a raggiungere i risultati desiderati di perdita di peso.

La dieta a basso contenuto di carboidrati ha diversi studi scientifici e clinici a sostegno. Alcuni di questi studi come lo studio DIRECT, OmniHeart e POUNDS LOST sono stati valutati e confermati dalla Harvard Schoolof Public Health (HSPH). Troverai anche i risultati di numerosi altri studi tratti da varie riviste e pubblicazioni online e offline.

Contrariamente alla credenza comune, la dieta a basso contenuto di carboidrati non è un piano relativamente recente per la perdita di peso. Non ha avuto origine dal Dr. Atkins, forse la personalità più popolare strettamente associata alla dieta a basso contenuto di carboidrati. La storia della dieta risale a 140 anni fa, quando il famoso medico non era nemmeno nato.

La tabella seguente mostra la cronologia dell'origine scientifica della dieta a basso contenuto di carboidrati in breve:

1862	Il dott. William Harvey diagnosticò a William Banting, un obeso che inizialmente l'aveva consultato per problemi di udito; poiché soffriva di obesità e ciò stava causando al paziente il suo disturbo dell'udito. Il medico prescrisse al suo paziente di seguire una dieta senza zucchero e amido, oltre a birra e patate.
1890-1900	WilburAtwater, un chimico agrario, scoprì il concetto di calorie, un'unità di misura dell'energia. Il concetto lasciò il posto a quanto segue:

- Mangiare calorie
più di quanto il tuo

corpo può bruciare ti farà aumentare il peso

- Bruciare calorie più di quello che mangi ti farà perdere peso

Periodo successive alla Seconda Guerra Mondiale	DuPontusufruìdei servizi professionali del Dr. Alfred Pennington per risolvere il crescente problema dell'obesità tra i suoi dipendenti. Il medico inserìnello staff una dieta a basso contenuto di carboidrati, ricca di grassi e ad alto contenuto proteico. Dopo un periodo medio di 3-5 mesi, lo staff perse peso e riferì che le loro condizioni di salute erano migliorate.
Anni 1950	Un certo numero di studi continua a stabilire l'influenza

di una dieta a basso contenuto di carboidrati nella perdita di peso, con alcuni studi che indicano i carboidrati come fattore per l'aumento di peso. È stato anche durante questo periodo che è stata scoperta la carenza metabolica che influisce sul trattamento del carboidrati.

| Anni 1950-1960 | La scoperta, da parte di uno scienziato, Ancel Keys, del legame tra grassi saturi e malattie cardiache che portarono alla produzione di farmaci generatori di profitti. Questo costrinse la dieta a basso contenuto di carboidrati a ritirarsi sullo sfondo. |

| Anni 1970 | La dieta a basso contenuto di |

carboidrati iniziò a fare ritorno attraverso la dieta Atkins, sviluppata dal Dr. Robert Atkins che basò la sua dieta sulla precedente ricerca del Dr. Pennington. Il dott. Atkins riuscì a trovare questa dieta come soluzione ai suoi problemi di peso. Mentre il libro fu pubblicato per la prima volta negli anni '70, fu negli anni '90 che la dieta Atkins raggiunse un'estrema popolarità.

Anni 1990   Il periodo che segnò il ritorno della popolarità della dieta a basso contenuto di carboidrati a causa di studi scientifici e clinici sull'influenza del metabolismo e dell'insulina nell'obesità.

Questo spianò la strada alla

> pubblicazione della dieta anabolica (prima versione) e della dieta metabolica (versione successiva) del dott. Mauro Di Pasquale.
>
> La popolarità della dieta Atkins come dieta a basso contenuto di carboidrati è aumentata vertiginosamente.

Recensioni recenti sulla dieta a basso contenuto di carboidrati

La dieta a basso contenuto di carboidrati sta rapidamente riguadagnando il suo vigore mentre sempre più esperti di salute e beneficiari di perdita di peso attestano la sua affidabilità nel fornire risultati. Ciò è particolarmente vero quando la dieta viene confrontata con programmi dietetici a basso contenuto di grassi. Ci sono anche altri benefici da ottenere dalle diete a basso contenuto di carboidrati oltre alla perdita di peso.

Ecco alcune delle notizie e recensioni recenti:

- Una dieta a basso contenuto di carboidrati con alimenti a base vegetale come fonte di proteine, come la dieta Eco-Atkins, si è dimostrata efficace nel consentire a una persona di perdere peso e mantenere i risultati, così come abbassare il colesterolo e ridurre fino a 10% dei rischi di malattie cardiache. (Notizie mediche oggi, 27 maggio 2014)

- In una ricerca condotta dalla LinköpingUniversitet in Svezia e i cui risultati sono stati pubblicati da Science Daily l'8 maggio 2014, i risultati rivelano che una dieta a basso contenuto di carboidrati può aiutare a ridurre l'infiammazione nei pazienti con diabete di tipo 2. Ridurre l'infiammazione è anche un fattore nel controllo dei rischi di malattie cardiovascolari.

- Una dieta a basso contenuto di carboidrati può anche aiutare nel trattamento della depressione e del disturbo bipolare, secondo studi scientifici. I risultati sono abbastanza consistenti spingendo gli esperti a concludere che il piano dietetico influenza positivamente la salute mentale. (Mail Online, 28 marzo 2014)

- In diversi articoli pubblicati dal DietDoctor, ti renderai conto dei molti benefici per la salute di una dieta a basso contenuto di carboidrati, come la seguente:

- La dieta consente ai diabetici di godere di un miglior zucchero nel sangue. (27 aprile 2014)

- La perdita di peso è più efficace quando si riduce l'assunzione di carboidrati perché sarai in grado di perdere il grasso della pancia e diminuire lo stress nel fegato. (21 febbraio 2014)

- Caso di successo: Strømsgodset, la squadra di calcio norvegese, ha vinto il campionato per la prima volta con l'aiuto di una dieta a basso contenuto di carboidrati. Il team ha seguito una dieta di carboidrati meno restrittiva insieme al loro altro regime di salute. La dieta consentiva loro di godere di un alto tasso di grassi bruciati e di un aumento della loro resistenza. (03 dicembre 2013)

La chiave dell'efficacia
La Harvard MedicalSchool (HMS) riconosce che la dieta a basso contenuto di carboidrati è la migliore per fornire in modo efficace risultati rapidi di perdita di peso. La ragione esatta potrebbe essere troppo complicata da spiegare, ma gli esperti dell'HMS ritengono che la capacità della dieta di sopprimere l'appetito sia forse la spiegazione più plausibile.

Come le limitazioni dei carboidrati sopprimono l'appetito

La maggior parte delle persone confonde comunemente l'appetito con la fame come se fossero la stessa cosa, ma non lo sono. Conoscere la differenza tra i due è importante per perdere peso in modo efficace e trarre molto vantaggio dal limitare l'assunzione di carboidrati.

L'appetito e la fame sono le due ragioni principali per cui si consuma cibo. La spiegazione più semplice per capire la differenza tra i due è che il tuo appetito è il tuo desiderio di cibo mentre la tua fame è il tuo bisogno di cibo.

Soddisfare la tua fame, ma controllare l'appetito per perdere peso.

Quindi, se devi perdere peso, devi controllare l'appetito e soddisfare la tua fame. Ridurre l'assunzione di carboidrati e aumentare l'assunzione di grassi e proteine può aiutarti a farlo.

I risultati di una ricerca condotta da un neuroscienziato sono tra le ultime prove, a favore di una dieta a basso contenuto di carboidrati come soppressore dell'appetito. Lo studio rivela come il consumo di cibo contenente carboidrati distrugge le cellule del corpo che controllano il desiderio di cibo. Studi precedenti dimostrano che i carboidrati nel cibo influenzano negativamente la funzione della leptina. La leptina è l'ormone che regola la fame.

Secondo il Dr. Zane Andrews, neuroscienziato, l'aumento del consumo di carboidrati e zuccheri peggiorerà solo il loro danno alle cellule del corpo che regolano l'appetito. Più danni ci sono, più bramerai e consumerai cibo che si trasforma in grassi immagazzinati. Peggio ancora, questo ciclo può solo portare al deterioramento cellulare, una condizione che rende il tuo corpo vulnerabile a malattie, invecchiamento precoce e persino la morte.

Un'altra spiegazione è che il consumo eccessivo di carboidrati può mandare in tilt l'insulina, un altro ormone fondamentale per la perdita di peso. Più consumi di alimenti contenenti carboidrati, più insulina produce il tuo corpo. Un'eccessiva produzione di insulina abbassa il livello di zucchero nel sangue oltre il normale, il che ti prende per la gola, con appetito per cibo dolce e zuccherino, con il tuo appetito insaziabile.

Mentre la maggior parte delle persone crede ancora che tra i tre macronutrienti, i carboidrati siano i più essenziali, la verità è che si può sopravvivere anche senza carboidrati a patto che si consumino proteine e grassi da fonti salutari oltre che bere acqua adeguata.

Capire il processo a basso contenuto di carboidrati
Una dieta di basso contenuto di carboidrati ruota intorno ai seguenti assunti:

- Eliminare o ridurre al minimo l'assunzione di carboidrati dal cibo
- Ripristinareil tuo metabolismo
- Regolare le tue voglie di cibo o l'appetito, in particolare il cibo dolce o zuccherato

L'ipotesi è che tutti gli alimenti che contengono carboidrati possono indurre l'aumento di peso perché influenzano due fattori critici per la gestione del peso: (1) zucchero nel sangue; e (2) insulina. Per perdere peso e mantenerlo in seguito, è necessario stabilizzare il livello di zucchero nel sangue. L'insulina è l'ormone responsabile della regolazione della glicemia.

Poiché i carboidrati possono aumentare la produzione di insulina, una dieta a basso contenuto di carboidrati consente al tuo corpo di diminuirlo, abbassarlo o regolarlo. Man mano che il livello di insulina diminuisce, il corpo inizia a utilizzare i grassi immagazzinati come fonte di energia principale invece di zuccheri da carboidrati. Mentre il tuo corpo si gira per bruciare i grassi, perdi peso velocemente.

Dal momento che il tuo corpo deve bruciare i grassi per l'energia consumabile, non dovresti concentrarti solo sull'abbassare l'assunzione di carboidrati quando segui il tuo programma dietetico. È anche importante e fondamentale aumentare l'assunzione di proteine e grassi. In genere, una dieta ricca di proteine è anche una dieta ricca di grassi. Alcune diete a basso contenuto di carboidrati sono meno restrittive per quanto riguarda il consumo di carboidrati a patto che si scelgano bene le fonti.

I lati positivi e negativi dei carboidrati
I carboidrati sono come spade a doppio taglio. Possono essere buoni, cattivi o entrambi. Mentre una dieta a basso contenuto di carboidrati consiglia di eliminare i carboidrati, troverete anche che le diete a basso contenuto di

carboidrati meno restrittive consentono di consumare quantità moderate di carboidrati, purché si facciano le giuste scelte di alimenti contenenti carboidrati.

Secondo il team di esperti medici di WebMD, la scelta dei carboidrati giusti può effettivamente migliorare le condizioni di salute. Per fare questo, devi solo imparare la distinzione tra carboidrati sani e malsani. Considera questi:

- I carboidrati sani o buoni sono quelli che non aumentano la glicemia a livelli elevati o non provocano picchi nel livello di zucchero nel sangue perché il corpo li assorbe lentamente. Questi carboidrati sono fonti ricche di fibre alimentari e di solito appartengono al tipo complesso di carboidrati. Esempi sono verdure e frutta, nonché cereali integrali, fagioli e patate.

- I carboidrati non salutari o cattivi sono quelli che provengono da alimenti trasformati. Sono ricchi di ingredienti che tipicamente contengono carboidrati semplici (questi sono carboidrati la cui etichetta di solito termina con -osio, ad esempio fruttosio, lattosio e saccarosio per nominarne alcuni). Questi carboidrati hanno una fibra alimentare minima o nulla. Aumentano i livelli di zucchero nel sangue a livelli elevati e li aumentano rapidamente causando picchi. Gli esempi sono dolci, pane raffinato, riso bianco e cereali.

Scegliere i carboidrati buoni perché:

- Fare attenzione allo sciroppo di mais ad alto contenuto di fruttosio

- Quando si acquistano alimenti da negozi di alimentari, assicurarsi di leggere l'etichetta ed evitare tutto ciò che contiene sciroppo di mais ad alto contenuto di fruttosio (SMAF)

- Il Dr. Mark Hyman ha un'ottima spiegazione per questo ovvero:

- Lo SMAF può causare obesità.

- Provoca picchi di insulina.

- Contiene sostanze tossiche incluso il mercurio.

- Il corpo lo digerisce in modo diverso da altri zuccheri come il glucosio.

- Lo SMAF è un ingrediente comune nel cibo di scarsa qualità.

- Non sono sufficienti questi motivi per evitare lo SMAF?

- I carboidrati non trasformati sono ricchi di sostanze fitochimiche. Si tratta di sostanze chimiche naturali presenti in piante che funzionano come potenti antiossidanti. Proteggono il tuo corpo dalle malattie. Poiché sono anche tipicamente ricchi di densità nutritiva, ti permettono di gestire il tuo peso in modo efficace.

- I carboidrati buoni sono anche ricchi di micronutrienti, cioè vitamine e minerali che possono sostenere la perdita di peso e favorire la salute generale. Dovresti anche capire che i carboidrati sono l'unica fonte di fibra alimentare, un nutriente essenziale in grado di proteggere e promuovere la salute del cuore.

Evitare i carboidrati cattivi perché:

- Qualsiasi cosa elaborata e raffinata aumenta i rischi di malattie. Di solito sono privi di sostanze nutritive e contribuiscono in modo significativo ai grassi immagazzinati. Poiché sono naturalmente ricchi di zuccheri e sodio, il consumo di questi carboidrati provoca gravi danni ai sistemi del corpo, con conseguente aumento di peso e vulnerabilità alle malattie.

- Il corpo assorbe rapidamente i carboidrati cattivi. Il tuo sistema digestivo rompe rapidamente i carboidrati e li converte in glucosio che entra facilmente nel flusso sanguigno. Troppo glucosio o glicemia alta possono provocare disastri agli organi del corpo, soprattutto al cuore.

Quanti carboidrati dovresti consumare?
La quantità di carboidrati che dovresti consumare dipende dal fabbisogno calorico del tuo corpo, che è unico per ogni persona. Qui ci sono le linee guida generali:

National Academy of Sciences Food & Nutrition Board	La quantità minima assoluta di consumo di

	carboidrati richiesta su base giornaliera varia da 50 a 100 grammi.
National AcademiesInstituteof Medicine	Imposta la quantità minima di consumo di carboidrati richiesta a 120-130 grammi al giorno.

Come sapere se la dieta a basso contenuto di carboidrati fa per te

Mentre i programmi dietetici sono destinati alla popolazione generale di weight-watcher, dovresti considerare l'unicità e i requisiti specifici di ciascun individuo. Questa individualità umana è la ragione per cui i piani dietetici hanno effetti diversi su ciascuna persona. Dovresti farla diventare una scelta o creare un piano che funzioni bene con le tue esigenze nutrizionali e con i requisiti di perdita di peso.

Ecco alcuni fattori da considerare per determinare se trarrai beneficio dal programma dietetico a basso contenuto di carboidrati:

Quadro clinico
Una delle prime cose che devi considerare è il tuo quadro clinico. Questo significa consultare il tuo medico per avereuna diagnosi della tua condizione fisica. Questo escluderà condizioni preesistenti che potrebbero interagire negativamente con il tuo programma dietetico. Alcune condizioni mediche possono richiedere il rinvio di una dieta mentre il trattamento è in corso.

Queste sono le condizioni mediche che possono beneficiare della dieta a basso contenuto di carboidrati:

- Diabete: limitare i carboidrati nella dieta funziona bene anche quando si ha il diabete. Ciò è dovuto alla sua capacità di stabilizzare i livelli di zucchero nel sangue - il problema principale e la preoccupazione dei diabetici.

Il consumo di carboidrati è uno dei principali fattori che influenzano lo zucchero nel sangue. Quando il corpo lo digerisce, i carboidrati si trasformano in glucosio o zucchero nel sangue. Quindi, aumentando il consumo di carboidrati, il tuo livello di zuccheri nel sangue aumenterà, e diminuendo il consumo di carboidrati lo farai cadere.

Hai anche appreso in precedenza che alcuni carboidrati, quelli che provengono da alimenti trasformati / raffinati, sono rapidamente assorbiti dal corpo e non hanno un valore nutritivo minimo o nullo. Alcuni carboidrati, come quelli di verdure e frutta, possono migliorare la vostra salute a causa dei loro fitochimici.

- L'obesità addominale -o il grasso della pancia è attribuibile all'insulino-resistenza. Le tue cellule diventano resistenti all'insulina, l'ormone che regola la glicemia. La tendenza del tuo corpo è creare più insulina. Quando l'insulina non riesce a svolgere il suo lavoro, il livello di zucchero nel sangue aumenta e il tuo corpo lo immagazzina normalmente come grasso nella regione addominale o nella pancia.

- Colesterolo del sangue alto: diversi studi, compresi quelli verificati e convalidati dalla Harvard MedicalSchool, hanno stabilito la capacità di un programma di dieta a basso contenuto di carboidrati per migliorare i livelli di colesterolo nel sangue. La dieta fa questo in due modi: (1) abbassare i trigliceridi; e (2) aumentare il colesterolo buono (HDL).

Per godere di questi benefici nell'abbassare il colesterolo nel sangue, due cose sono fondamentali: (1) devi scegliere bene le fonti di carboidrati, scegliere carboidrati buoni (ad esempio verdure) su carboidrati cattivi (ad esempio cibo istantaneo); e (2) le tue proteinee grassi dovrebbero anche provenire da buone fonti.

Abitudini alimentari

Si può beneficiare di una dieta a basso contenuto di carboidrati se si ha di un problema con voglie di carboidrati. Se le tue abitudini alimentari indicano voglie frequenti a causa dei carboidrati, allora potresti voler iniziare a limitare l'assunzione di carboidrati per correggere il problema.

Controlla le tue abitudini alimentari e prendi nota di quanto segue:

- Grande appetito per il cibo, in particolare il cibo dolce o zuccherato

- Consumare cibo anche quando non hai fame. È fondamentale la tua capacità di distinguere la vera fame dal semplice "sentirsi affamati".

La maggior parte delle volte si tende a confondere la sete di fame o a provare fame anche quando il corpo non ha davvero fame.

- Hai bisogno del tuo cibo di conforto o di cibo di assestamento dell'umore per ripristinare la concentrazione. Senza di loro, hai difficoltà a concentrarti.

- Di solito ti senti pigro dopo aver mangiato i tuoi pasti, soprattutto se questi consistono di cibi ricchi di amido o zuccherati.

Stato mentale, atteggiamento e motivazione

Questi sono forse i fattori più importanti, dato che il tuo medico ti ha ripulito da qualsiasi condizione medica esistente che richiedesse un intervento farmacologico. Perdere peso non è mai un viaggio facile, indipendentemente dal percorso che si sceglie.

Il tuo successo con una dieta a basso contenuto di carboidrati o con qualsiasi altra dieta dipende in gran parte dall'avere la giusta mentalità, attitudine e la motivazione a persistere fino a raggiungere i tuoi piccoli obiettivi in dirittura verso il tuo obiettivo finale di perdita di peso e buona salute.

Esempi di dieta a basso contenuto di carboidrati

Cinque dei migliori esempi di dieta a basso contenuto di carboidrati sono i seguenti: Atkins e le sue varianti, South Beach, Chetogenica, Paleo e a Zone. Dai paragrafi successivi, avrai un'idea di come trarre beneficio da ciascuno di questi piani dietetici.

La dieta Atkins

La dieta Atkins è una delle prime e forse la più popolare tra i piani dietetici più comunemente indicati come a basso contenuto di carboidrati. È stata anche circondata da controversie. Questa dieta, sviluppata dal cardiologo americano Dr. Robert C. Atkins, riguarda il controllo del consumo di carboidrati per prevenire la conservazione dei grassi e stimolare la combustione dei grassi nel corpo.

Ecco come funziona la dieta:

- Passerai attraverso tre fasi: (1) calcio d'inizio; (2) bilanciamento; e (3) messa a punto. Queste tre fasi ti permetteranno di perdere rapidamente peso, controllare l'appetito, ripristinare il metabolismo, e successivamente potrai reintrodurre cibi sani (ad esempio frutta e alcune verdure) nella dieta che dovrai saltare durante la fase iniziale.

- Durante queste fasi, il tuo corpo imparerà a ricavare i suoi fabbisogni energetici dai grassi bruciati invece che dallo zucchero bruciato (i carboidrati che mangi si trasformano in zuccheri che il tuo corpo brucia per l'energia consumabile). Una volta che il tuo corpo utilizza i grassi immagazzinati per l'energia, sperimenterai una rapida perdita di peso.

- Invece di mangiare carboidrati, il piano raccomanda di aumentare l'assunzione di cibo ricco di proteine. Di solito, i pasti ricchi di proteine sono anche ricchi di grassi. Questo è dove la maggior parte delle controversie ha origine, dal momento che alcuni professionisti medici, nutrizionisti e dietologi affermano che una dieta ricca di grassi aumenta i rischi di malattie cardiache.

La dieta di South Beach

Questo piano dietetico progettato da un cardiologo è un successo commerciale. Creato per la prima volta nel 2003 dal cardiologo Arthur Agatston insieme alla dietista Marie Almon, la dieta di South Beach era originariamente pensata per prevenire le malattie cardiache e promuovere la salute del cuore. Tuttavia, i pazienti del cardiologo, che erano i primi beneficiari del programma dietetico, hanno trovato l'efficacia del piano nell'aiutarli a perdere il loro peso in eccesso.

Come la tipica dieta a basso contenuto di carboidrati, il piano South Beach promuove la riduzione del consumo di carboidrati. Dovrai ridurre l'assunzione di carboidrati e aumentare l'assunzione di proteine e grassi. Tuttavia, a differenza delle normali diete a basso contenuto di carboidrati, è più indulgente perché non ti chiede di contare l'assunzione di carboidrati. Questo è il motivo per cui arriverai a riconoscerla come una dieta modificata a basso contenuto di carboidrati.

Lo scopo principale della dieta di South Beach è quello di aiutarti a passare a sane abitudini alimentari modificando il bilanciamento dell'assunzione di cibo. In questo modo, sarai in grado di perdere peso velocemente ma in salute. La dieta non è solo per le persone che desiderano perdere peso, ma per tutti coloro che desiderano avere migliori abitudini alimentari e uno stile di vita più sano.

Per perdere peso con la dieta di South Beach, passerai attraverso tre fasi:

Durante la prima fase, sarai in grado di sbarazzarti delle tue voglie di cibo e imparerai a riconoscere e soddisfare la tua vera fame. Sperimenterai una rapida perdita di peso durante questa fase. Nella seconda fase del programma di dieta, sarete in grado di mangiare diversi pasti gourmet per raggiungere il vostro obiettivo di perdita di peso. Dopo aver raggiunto il peso desiderato o consigliato, la fase finale del programma dietetico ti consentirà di mantenere i risultati e di goderti ilpeso per tutta la vita.

La dietachetogenica

La dieta chetogenica ebbe origine presso la Mayo Clinic nel 1924, quando il Dr. Russell Wilder progettò il piano come parte del trattamento per l'epilessia pediatrica. Nonostante la sua provata efficacia nel trattamento delle crisi epilettiche, la dieta è stata messa in ombra dall'emergere di nuovi farmaci anti-convulsioni durante gli anni '40.

Negli ultimi anni, la dieta è riemersa non solo come trattamento efficace per le crisi epilettiche difficili, ma anche per aiutare le persone che desiderano perdere il loro peso in eccesso. Negli ultimi anni, la popolarità della dieta chetogenica come programma dietetico è salito alle stelle e continua a salire fino ad oggi.

La dieta chetogenica è un programma proteico altamente restrittivo a basso contenuto di carboidrati, ad alto contenuto di grassi e moderato che tratta l'epilessia ma consente anche di perdere peso. Spinge il tuo corpo a bruciare i grassi come fonte primaria di energia invece di carboidrati. Quindi, come tutti i programmi di dieta a basso contenuto di carboidrati, perdi peso velocemente.

Ciò che distingue la dieta da altri piani è che è una dieta strutturata che ruota attorno alla chetosi. Questa è la condizione del corpo in cui, a causa del consumo di glucosio (fonte principale di energia), il sistema passa all'uso di chetoni come sostituto. I chetoni possono anche sostituire il glucosio nel fornire energia al cervello.

A differenza di altri piani dietetici a basso contenuto di carboidrati che è possibile iniziare a casa, la dieta chetogenica viene in genere avviata in ospedale, poiché ci si dovrà sottoporre ad un digiuno che richiede una stretta supervisione medica per circa 24 ore. I prodotti alimentari che compongono i tuoi pasti sono pesati. Puoi consumare solo cibo che il tuo dietologo consiglia, seguendo il piano.

PROVATO ALTAMENTE EFFICACE	EVIDENZA EMERGENTE DI EFFICACIA
Convulsioni epilettiche difficili	Altri disturbi neurologici e malattie come il

	morbo di Alzheimer e il morbo di Parkinson, così come i traumi cerebrali
Obesità e riduzione del peso	Acne
Rischi di malattie cardiovascolari	SOPC (Sindrome dell'ovaio policistico)
Diabeti di tipo-2	Alcuni tipi di cancro, ad es. cancro al cervello

La Paleodieta

La Paleodieta si può considerare come la più antica poiché i suoi principi risalgono ai tempi antichi. È l'unico approccio alla perdita di peso basato sulla genetica che ti consente di perdere peso velocemente permettendoti di godere di altri benefici per la salute, tra cui:

- Ridurre i rischi di diabete di tipo 2, infarto e altre malattie croniche
- Ritardare o invertire il progresso delle malattie degenerative e autoimmuni
- Migliorare la salute della tua pelle e sbarazzarsi dell'acne
- Migliorare la tua libido
- Aumentare la tua energia
- Dormire e rilassarsi in modo adeguato
- Migliorare le tue funzioni cognitive e la salute mentale

La Paleodieta funziona sui seguenti elementi essenziali:

CARATTERISTICHE FONDAMENTALI		

Basso contenuto di carboidrati, Basso indice glicemico	La principale fonte di carboidrati è costituita da verdure e frutta non amidacee, in quanto sono anche inferiori nell'indice glicemico. Non provocanopicchinellivellodizucc heronelsangue.
Alto contenuto diproteine	La carne, i frutti di mare e altri prodotti animali sono alimenti e ingredienti di base
Da moderatoad alto contenuto di grasso	Le fonti di grassi dovrebbero essere grassi monoinsaturi e grassi polinsaturi. Eliminaregrassi trans-grassi e grassipolinsaturi Omega-6.
Alto contenu	Ricercarle nelle verdure non amidacee invece dei cereali

to di fibre	integrali. Queste verdure e persino i frutti hanno un maggiore contenuto di fibre rispetto ai cereali integrali.
Alto contenuto di potassio Basso contenuto di sodio	Aumentare l'assunzione di cibo contenente potassio e ridurre l'assunzione di cibo ricco di sodio. Scegliilcibofrescosulcibotrasformato.
Equilibrio alcalino-acido	Equilibrare il tuo consumo di alimenti che sono naturalmente acidi (ad esempio carne, pesce) e alimenti che sono naturalmente alcalini (frutta e verdura).
Aumento di	La frutta e gli ortaggi biologici, le carni bovine allevate

vitamine, minerali, antiossidanti e sostanze fitochimiche	all'aperto o in libertà dovrebbero essere le vostre fonti. I cereali integrali non hanno vitamina A, B12 e C. Alcuni dei suoi nutrienti sono difficili da assorbire per il corpo umano.

La dieta a zone

La dieta a zone crede che l'infiammazione sia il principale colpevole per l'eccesso di peso, l'invecchiamento precoce e l'insorgenza di malattie. Creato dal Dr. Barry Sears, un biochimico, il piano dietetico lavora per convertire i grassi immagazzinati in energia chimica che il corpo può utilizzare. Lo fa affrontando l'infiammazione delle cellule del corpo.

Il piano mira a metterti nella zona, dove sarai in grado di controllare l'infiammazione cellulare. Nel controllare l'infiammazione delle cellule del corpo, la dieta lavora per massimizzare la funzione dell'infiammazione nel corpo - permettendo di proteggere il tuo corpo dalle infezioni e impedendo al processo di attaccare il tuo stesso corpo.

* proveniente da: http://zonediet.com/

Ciò che rende la dieta a zone diversa da altri piani è che raccomanda il bilanciamento dei nutrienti nella vostra dieta. Ti sfida a ridurre l'assunzione di carboidrati e a pensare a carboidrati insalubri come condimento durante il consumo, anziché come piatto principale o contorno.

Implementare la dieta è facile. Durante i pasti, quello che farai è di assegnare le seguenti affermazioni al tuo piatto:

- I carboidrati colorati composti da verdure non amidacee e frutti che hanno anche un basso indice glicemico dovrebbero occupare i 2/3 del piatto.
- Il restante 1/3 dovrebbe andare a proteine a basso contenuto di grassi.
- Aggiungere una piccola quantità di grasso, solo un trattino, al tuo pasto. Stai lontano dai grassi saturi e omega-6; invece, scegli grassi sani come olio d'oliva, guacamole (avocado) e noci (ad esempio olio di mandorle).

Ti incoraggia a ridurre il consumo di carboidrati cattivi e a bilanciare l'assunzione dei tre macronutrienti - proteine, grassi e carboidrati, in modo da poter perdere peso e prevenire le malattie.

Capitolo 4: Come implementare la dietaa basso contenuto di carboidrati per una perdita di peso rapida e permanente?

La dieta a basso contenuto di carboidrati è il piano più efficace per una rapida perdita di peso a breve termine. Mentre i piani dietetici in generale portano con sé alcuni rischi, è possibile aumentare la sicurezza di questo piano e godere di una perdita di peso permanente con la giusta implementazione. Questo capitolo ti fornirà le informazioni essenziali su come implementare un programma dietetico a basso contenuto di carboidrati per dimagrire velocemente e permanentemente.

Sicurezza a lungo termine
Nell'attuare qualsiasi dieta, devi sempre guardare alla sicurezza a lungo termine e agli effetti sulla tua salute. Le questioni

che i critici lanciano in una dieta a basso contenuto di carboidrati ruotano attorno a quanto segue:

- Il peso che si perde rapidamente durante la fase iniziale del piano non sono solo i grassi immagazzinati ma anche il peso dell'acqua. In alcuni casi, perdi anche i muscoli.

- Dopo un certo periodo di tempo, la perdita di peso rallenta e inverte la sua progressione, simile a tutte le diete.

- La mancanza di carboidrati nella dieta e l'aumento di proteine e grassi possono rendere il tuo corpo vulnerabile alle malattie cardiache e ad altre malattie.

Questi argomenti sono validi. Tuttavia, ci sono anche diversi modi per contrastare questi argomenti per aumentare la sicurezza, massimizzare i benefici e godere di risultati di perdita di peso a lungo termine o permanente con una dieta a basso contenuto di carboidrati.

Qui ci sono fattori critici:

- Tipo di piano a basso contenuto di carboidrati: scegli la dieta a basso contenuto di carboidrati più adatta alle tue esigenze e ai tuoi requisiti. Esistono diverse varianti della dieta a basso contenuto di carboidrati e ogni piano ha una sua caratteristica unica. Questo libro ti ha fornito cinque (5) migliori diete a basso contenuto di carboidrati, ma ci sono ancora molti altri piani.

È possibile scegliere il più adatto alle proprie esigenze di perdita di peso oppure è possibile combinare le migliori caratteristiche di ciascun piano e personalizzarle in base alle proprie esigenze specifiche.

- Qualità di proteinee grassi: selezionare le proteine e i grassi giusti. La tua scelta di proteine e grassi può influenzare la tua salute tanto quanto i carboidrati. Devi essere consapevole della differenza tra carboidrati buoni e cattivi, grassi sani e malsani, nonché i pro ei contro delle proteine animali e delle proteine vegetali.

È importante fare attenzione e cautela nell'acquistare proteine e grassi. Questo perché sostituiranno i carboidrati come fonte primaria di energia, in modo che il tuo corpo possa iniziare a bruciare più grassi invece di bruciare il glucosio.

- Durata della dieta - una dieta a basso contenuto di carboidrati funziona meglio quando la usi a breve termine. Questo è particolarmente vero per i programmi dietetici a basso contenuto di carboidrati che sono troppo restrittivi. Pertanto, quando si segue la dieta a basso contenuto di carboidrati, non concentrarsi solo sui risultati della rapida perdita di peso, ma anche usarla per modificare le abitudini alimentari in modo da poter godere di risultati a lungo termine.

Scelta del piano a basso contenuto di carboidrati

Nello scegliere o creare il tuo piano a basso contenuto di carboidrati, assicurati di:

- Ottenere i vostri macronutrienti e micronutrienti da fonti alimentari di alta qualità. La fonte primaria di nutrienti dovrebbe essere il cibo fresco. Puoi anche prendere alcuni integratori alimentari, ma assicurati di controllare la loro qualità.

- La vostra fonte di proteine dovrebbe provenire principalmente dalle piante seguite da carne animale invece del contrario. In studi condotti dalla Harvard Schoolof Public Health (HSPH), i risultati mostrano che le proteine a base vegetale sono migliori delle proteine a base animale quando si tratta di seguire una dieta a basso contenuto di carboidrati.

Consideraquesti:

- I soggetti sotto il regime alimentare a basso contenuto di carboidrati, i cui fabbisogni proteici derivano principalmente dalla carne animale, hanno un rischio di mortalità del 23%

- I soggetti sotto il regime alimentare a basso contenuto di carboidrati i cui fabbisogni proteici provengono principalmente da piante hanno un rischio di mortalità del 20% - una differenza del 3%.

- Beneficerai di grassi sani. Una parte cruciale del programma dietetico è di aumentare l'assunzione di grassi, e la credenza comune è che i grassi fanno male al corpo. Ci sono grassi che fanno bene al corpo e possono farti perdere peso velocemente.

Ecco alcuni dei grassi sani che dovresti consumare di più quando segui una dieta a basso contenuto di carboidrati:

- acidi grassi omega-3
- grassi polinsaturi
- grassi monoinsaturi

Sicuramente, è necessario stare lontano da grassi trans o grassi danneggiati in quanto questi grassi possono mettere in pericolo la vostra salute.

Creazione della lista dei cibi
Dovrai creare la tua lista di alimenti basata su ciò che le diete a basso contenuto di carboidrati considerano cibo "favorevole" e cibo "sfavorevole". Ecco una guida per iniziare:

Cibo che dovresti consumare di più:

GRUPPO	ESEMPI

Carne	Proteine animali come tagli di manzo, tagli magri di agnello, tagli magri di maiale, pollo senza pelle e carni di pollame, carne di pesce
Vegetali	Verdure non amidacee come spinaci, broccoli, peperoni, funghi, cetrioli, asparagi, lattuga, germogli di soia, cavoli, coste, fagiolini, sedano, cipolla
Latticini	Formaggio, yogurt non aromatizzato, yogurt greco,

Noci e semi	Mandorle, noci, macadamia, arachidi, semi di chia, semi di girasole, semi di lino
Frutta	Fragole, mirtilli, lamponi, limone, lime, mirtilli, more, rabarbaro
Uova	Preferire le uova di animali ruspanti

Cibi che dovresti evitare:

GRUPPO	ESEMPI
Zucchero	Qualsiasi tipo di

	zucchero, specialmente zucchero bianco raffinato
Grani	Riso, pane, farina, pasta
Latte	Tutti i tipi di latte. Tuttavia, se non puoi evitarlo, limita l'assunzione al latte di soia non zuccherato o latte di mandorle
Frutta	In genere si tratta di frutta ad alto contenuto di zucchero come prugne, ananas, pere, kiwi, mango,

	banane, fichi, uva, ciliegie, melograni, mandarini, arance e tuttala frutta secca
Vegetali	Limitare il consumo di verdure in amido come zucca, patate (in particolare la varietà bianca), piselli, mais
Cibo trasformato	Tutti i cibi trasformati come cibo istantaneo, mix di pacchetti, cibo confezionato, fast food, salsicce
Condimenti	Maionese e altri condimenti per

	insalate commerciali

Ingredienti alimentari che devi avere
Ecco gli ingredienti alimentari che devi avere a portata di mano nella tua cucina o dispensa:

- verdure a foglia verde come le insalate e altre verdure non amidacee
- erbe, ad es. basilico, coriandolo, denti di leone, cumino
- spezie, ad es. curcuma, cannella, pepe nero, pepe di cayenna, ginseng, zenzero
- uova
- tagli magri di carne
- burro, creme, formaggio, yogurt non aromatizzato o greco
- olio di cocco vergine, olio d'oliva, olio di canola
- semi, noci
- condimenti senzazucchero

Per l'elenco dettagliato, si consiglia di verificare quanto segue:

- Low carb shopping list
- Atkins low carbgrocerylist
- Ketogenic shopping list
- South Beach phase 1 shopping list
- Paleo dietfoodlist
- Zone grocery guide

Guida veloce

COME FARLA BENE

Vegetali	Si può praticamente mangiare tutte le verdure in quanto sono ad alta densità di nutrienti. Tuttavia, devi solo preferire verdure non

amidacee su verdure amidacee, specialmente durante la fase iniziale del tuo programma dietetico.

Limitare o evitare quanto segue: zucca (limitare il consumo), mais, patate, patate dolci e broccoletti.

Le prime dieci verdure a basso contenuto di carboidrati * sono le seguenti:

- Lattuga
- Asparago
- Broccoli
- Ravanelli
- Spinaci
- Semi di erba medica
- Coste
- Zucchine
- Sedano
- Peperoni verdi

* proveniente da

Frutta

La fruttaè ricca di fonti di micronutrienti (vitamine e minerali), ma sono anche naturalmente abbondanti di zucchero. Quindi, è meglio che tu li consumi con moderazione. Evita i frutti che hanno il più alto contenuto di zuccheri, poiché possono rallentare i tuoi risultati di perdita di peso dal tuo programma dietetico a basso contenuto di carboidrati.

I primi dieci frutti che si possono consumare con moderazione*con la dieta a basso contenuto di carboidrati sono:

- Avocado

- Rabarbaro

- Frutto della passione

- Pomodoro

- Kiwi

- Fichi

- Anguria

- Papaya

- Cantalupo

- Albicocche

I dieci frutti a basso contenuto di zucchero sono:

- Limoni, lime

- Rabarbaro

- Lamponi

- More

- Mirtilli

- Fragole

- Meloni

- Papaya

- Angurie

- Pesche

| Carne | I tagli di carne trasformati, come le salsicce, sono solitamente ricchi di carboidrati a causa degli additivi. Tuttavia, puoi mangiare tutta la carne animale, ma scegliere i tagli magri. |

| Spuntini | Questo è un po' una sfida poiché la maggior parte degli snack prontamente disponibili sono anche ricchi di zuccheri e carboidrati. Quello che puoi fare è trovare negozi che vendono snack a basso contenuto di carboidrati o prepararli da soli.

Ecco cinque dei migliori snack a basso contenuto di |

carboidrati consigliati dagli esperti di MD:

- Contorno di Insalata (puoi scegliere qualsiasi condimento a basso contenuto di carboidrati come guacamole, noci e semi o fette di uovo sodo)

- Carciofi

- Guacamole e gamberetti

- Bastoncini di sedano con qualsiasi immersione a basso contenuto di carboidrati

- Carota con Hummus

| Pani | In generale, devi stare lontano dal pane, non importa quali siano gli ingredienti. Tuttavia, |

poiché il pane è un alimento base, ora puoi trovare diversi negozi che vendono pane a basso contenuto di carboidrati o i suoi ingredienti se desideri crearlo da solo.

| Salse | Evita le salse preparate vendute commercialmente poiché sono ricche di zucchero e carboidrati, comprese le salse per barbecue e le salse di pomodoro. Scegli di preparare tu stesso le salse o assicurati di scegliere salse a basso contenuto di carboidrati da negozi affidabili. |

Contare l'assunzione dei carboidrati
Come accennato nei capitoli precedenti, una dieta a basso contenuto di carboidrati

ha le sue caratteristiche anche se condividono l'obiettivo comune di ridurre l'assunzione di carboidrati. Alcuni piani richiedono il conteggio dei carboidrati mentre altri no.

Cos'è il conteggio dei carboidrati
Il conteggio dei carboidrati è una tecnica per pianificare i pasti il cui scopo è gestire il livello di zucchero nel sangue (glucosio). Ti permetterà di monitorare l'assunzione di carboidrati per assicurarti di essere in linea con la tua dieta.

È difficile stabilire un limite di carboidrati standard poiché questo è qualcosa di personale e basato sui bisogni individuali di ogni persona. Come il corpo gestisce i carboidrati differiscono da una persona all'altra. Quindi, quello che potrebbe essere il limite di carboidrati per una persona non lo rende automaticamente il limite di un altro.

In relazione a quanto sopra, la quantità di carboidrati di cui hai bisogno ogni giorno dipende da diversi fattori tra cui il tuo stile di vita, età e sesso, le preferenze alimentari, le tue condizioni di salute e quanto sei attivo fisicamente. Per massimizzare i tuoi benefici da una dieta a basso contenuto di carboidrati, dovresti prefiggerti di:

- Determinare la quantità massima di carboidrati che puoi consumare che ti permetterà di: (a) perdere il peso in eccesso o mantenere il peso raccomandato; e (b) controllare l'appetito o liberarsi delle voglie di cibo.

Raggiungere il tuo obiettivo è fondamentale per perdere l'eccesso di peso perché è ciò che ti farà sentire meglio, fare le cose che fai normalmente, eliminare i rischi di malattie e allo stesso tempo ottenere la perdita di peso desiderata.

Per iniziare a limitare l'assunzione di carboidrati, si consiglia di seguire la raccomandazione della American DiabetesAssociation che è di 45-60 grammi / pasto. È possibile aumentare gradualmente la quantità di carboidrati limitata che il corpo può tollerare senza subire effetti negativi sulla salute.

Carboidrati che devi contare
Nel contare i tuoi carboidrati, è meglio concentrarsi sul conteggio dei seguenti fattori:

- Amidi che metabolizzano lentamente in zucchero
- Zucchero semplice che si converte rapidamente in glucosio

Vedere la tabella qui di seguito per gli esempi:

Amidi	Verdure amidacee come patate e patate dolci, fagioli di lima, piselli freschi e mais
	Legumi come fagioli secchi e piselli
Amidi	Cereali come riso, avena, orzo e grano

Prodotti a base di cereali come pane, cereali, prodotti da forno e pasticceria, pasta, cracker, panini e bagel

Zucchero

Frutta e loro succhi e alimenti contenenti frutta e succhi di frutta come ingredienti

	Bevande ricche di zucchero come soda, bibite e bevande alla frutta
	Prodotti da forno come ciambelle, biscotti, torte con glassa, caramelle, pasticcini, torte
	Latte e yogurt

Condimenti come ketchup, salsa barbecue, salsa di pomodoro

Strumenti necessari per iniziare a contare i carboidrati

Sono necessari tre strumenti di base per il conteggio dei carboidrati e questi sono i seguenti:

- Calcolatrice
- Bilancia alimentare
- Misurini

Mentre si può essere tentati di indovinare la misurazione del cibo, è sempre meglio farlo in modo scientifico per ottenere misurazioni precise su cui fare affidamento.

I carboidrati sono misurati in termini di grammi per porzione. Pertanto, una porzione di carboidrati misura 15 grammi. Se mangi un pezzetto di mela contenente 15 grammi di carboidrati, hai mangiato una porzione di carboidrati.

Puoi contare i carboidrati in base a quanto segue: (Clicca semplicemente per portarti agli esempi dettagliati di come puoi contare i carboidrati)

- <u>NutritionLabels in Food</u>
- <u>FoodWeight</u>
- <u>Carbs Exchange List</u>

Consigli dagli esperti
Ecco alcuni consigli degli esperti di conteggio dei carboidrati per rendere più facile il conteggio dei carboidrati e ottenere risultati affidabili:

- Misurare sempre il cibo e contare i carboidrati di amidi e zuccheri.

- Se hai il diabete, di tipo 1 o di tipo 2, e stai assumendo medicinali soggetti a prescrizione, fai in modo che l'assunzione di carboidrati corrisponda al farmaco, ad es. dosaggio della tua insulina

- Ti aiuterà molto anchetenere un registro alimentare. Ciò ti consentirà non solo di tenere traccia del conteggio dei carboidrati, ma anche di conoscere le tue abitudini alimentari o i tuoi schemi alimentari.

- Essere consapevoli del cibo commercializzato come "senza zucchero" o "senza zucchero aggiunto". Questi prodotti alimentari non significano necessariamente che sono a basso contenuto di carboidrati. Renditi conto che è l'assunzione di carboidrati che ha il maggior effetto sul livello di zucchero nel sangue, che a sua volta è un fattore critico nella perdita di peso.

- Evitare di saltare i pasti, ma assicurarsi di consumare i carboidrati a intervalli regolari e distribuirli uniformemente per tutto il giorno.

- Bevi più acqua che puoi. Ti aiuta a rimanere sazia più a lungo e purifica i tuoi sistemi corporei per le loro funzioni ottimali.

- Per ridurre il consumo di carboidrati, inizia a rimuovere i carboidrati insalubri (ad esempio zuccheri aggiunti, frumento) e quindi limitare l'assunzione di altri carboidrati.

- Le diete a basso contenuto di carboidrati non servono solo per perdere peso rapidamente e in modo permanente, ma anche per favorire una salute ottimale. Pertanto, è meglio preferire fonti salutari di carboidrati, come cibi integrali o alimenti non trattati su fonti non salutari (un alimento a base di carboidrati o alimenti trasformati).

- Scegli i carboidrati che sono fonti ricche di fibre alimentari. Con ogni mezzo, evitare di mangiare cibi contenenti zucchero aggiunto o grano, in quanto sono tra le peggiori fonti di carboidrati. Non si può mai sbagliare con le verdure; anche gli amidacei possono ancora innescare la perdita di peso e fornire altri benefici per la salute.

Abbinamento di carboidrati alle tue esigenze

Ecco tre esempi che puoi utilizzare come guida per far corrispondere l'assunzione di carboidrati con le tue esigenze specifiche:

Ammonta re di carboidra ti	Meglio per	Cosapuoimangi are

100-150 grammi al giorno Assunzione moderata	Le persone che sono già nel loro peso raccomandato e vogliono solo mantenere il loro peso e forma fisica. Queste sono persone che sono fisicamente attive e praticano stili di vita sani.	Tutte le verdure, moderata quantità di frutta, alcuni amidi sani come patate dolci e cereali sani, come avena e riso integrale.
50-99 grammi al	Le persone che	La maggior parte delle

giorno Assunzione meno restrittiva	desiderano perdere peso, ma hanno difficoltà a seguire un piano dietetico di carboidrati fortemente restrittivo. Questo funziona anche meglio per le persone con sensibilità ai carboidrati.	verdure in quantità generosa, fino a tre pezzi di frutta al giorno, con la minima quantità di cibo contenente carboidrati ricchi di amidi
20-49 grammi al giorno Assunzione	Le persone che desiderano beneficiare della rapida	Verdure a basso contenuto di carboidrati, avocado, frutti

| fortemente restrittiva | perdita di peso, quelli con disturbi metabolici e quelli che hanno il diabete.

È in questo livello di consumo di carboidrati dove il tuo corpo sarà in stato di chetosi. Il tuo meccanismo brucia-grassi trasforma i grassi invece dei carboidrati in fonte di energia. | di bosco / limoni / lime, così come noci e semi.

Controlla la lista dei cibi nei capitoli precedenti. |
|---|---|---|

Esempi di ricette a basso contenuto di carboidrati

Colazione

VEGETALI CON UOVA

Ingredienti:	Procedura:
• Carote • Broccoli • Spinaci • Fagioli verdi • Cavolo • Le spezie preferite • Uova • Olio di	• In una padella riscaldata, versare qualche goccia di olio di cocco per friggere. • Aggiungere le verdure. • Aggiungere

cocco puro	le uova. • Aggiungere le spezie (in genere sale e pepe). • Saltare in padella. • Servire.

Pranzo

WRAP DI POLLO E LATTUGA

Ingredienti:	Procedura:
• Strisce di petto di pollo • Cipolla • Fungo	• In una padella riscaldata , versare poche gocce di

- Aglio
- Limone
- Cipolle verdi
- Coriandolo
- Avocado
- Salsa di soia
- Salsa di aglio peperoncino, facoltativo
- Olio di cocco puro

olio di cocco per friggere le strisce di petto di pollo.

- Aggiungere le strisce di pollo e saltare in padella.
- In una terrina, aggiungere i seguenti ingredienti: succo di limone, salsa di soia, salsa di peperoncino all'aglio,

	coriandol o e cipolle verdi.
	• Aggiunger e le strisce di pollo saltate in padella nella miscela.
	• Nella padella in cui si è cotto il pollo, saltare la cipolla, l'aglio e il fungo. Aggiunger e alla ciotola.
	• Mettere il composto

	nelle foglie di lattuga e guarnirlo con le fette di avocado.

Cena

TONNO AL FORMAGGIO

Ingredienti:	Procedura:
<ul><li>Tonno in scatola, sgocciola to</li><li>Fagioli verdi</li><li>Sedano, tritato</li></ul>	<ul><li>Cuocere a metà cottura i fagiolini.</li><li>Rosolare i seguenti ingredienti nel burro:</li></ul>

finemente • Funghi • Cipolle tritate finemente • Burro • Brodo di pollo • Crema per tutti gli usi • formaggio Cheddar, grattugiato • Sale e pepe a piacere	cipolle, funghi e sedano finché non iniziano a dorare. • Aggiungere il brodo di pollo per far bollire. • Attendere che il liquido si riduca a quasi la metà della quantità, quindi versare la crema e mescolare.

	<ul><li>Riportare la miscela a ebollizione.</li><li>Abbassare il fuoco e mescolare frequentemente la miscela. Fare attenzione a che non bolla.</li><li>Aggiungere il tonno e il brodo nei fagiolini. Condire a piacere.</li><li>Mescolare il formaggio</li></ul>

	grattugiat o e versare il composto in una casseruol a. • Passare al microond e per scaldarlo. • Lasciare raffreddar e un po' prima di servire.

Spuntino

PANINI AL FORMAGGIO	

Ingredienti:	Procedura
<ul><li>Mozzarella grattugiata</li><li>Polvere d'aglio</li><li>Salsa a piacere (opzionale)</li></ul>	•

Per spuntini veloci con quasi nessuna preparazione, puoi prendere uno dei seguenti:

- Un frutto di piccole e medie dimensioni. Scegliere i frutti a basso contenuto di zucchero.
- Uovo sodo (fino a due pezzi)
- Bastoncinidicarote
- Bastoncinidisedano
- Fettedicetriolo
- Noci e semi

A proposito, non è necessario essere troppo specifici per quanto riguarda la quantità di quegli ingredienti: tutto (incluso il peso, le dimensioni e persino il rapporto) dipende dalle tue preferenze.

Conclusione

Vorrei ringraziarti e congratularmi con te per aver letto tutto il libro dall'inizio alla fine.

Spero che questo libro sia stato in grado di aiutarti a riconoscere e ad apprezzare il valore di una dieta a basso contenuto di carboidrati nell'iniziare la tua perdita di peso e ottenere risultati rapidi e permanenti. Come ha affermato la Harvard MedicalSchool, se pensi alla perdita di peso come un inizio, non vi è dubbio che una dieta a basso contenuto di carboidrati vince la gara a mani basse.

Certamente, la dieta a basso contenuto di carboidrati è la più efficace nel fornire risultati rapidi di perdita di peso, soprattutto a breve termine. Tuttavia, ha anche alcuni problemi di sicurezza, proprio come con qualsiasi altra dieta. Questo è vero quando si tratta di perdita di peso a lungo termine e permanente. La chiave per risolvere i problemi, come ha sottolineato il contenuto del libro, è fare le scelte giuste.

Un'ultima cosa...

Voglio davvero ringraziarti per aver letto questo libro. Spero sinceramente che ne abbia apprezzato il valore.

Se ti è piaciuto questo libro o l'hai trovato utile, allora vorrei chiederti un favore.

Saresti così gentile da lasciare una recensione per questo libro?

Grazie!

Parte 2

Introduzione

È difficile fare i conti con la voglia di carboidrati, specialmente quando stai cercando di mantenere uno stile di vita che ne contenga pochi. Tuttavia la brama di carboidrati non è solo questione di volontà. Alla base c'è infatti un processo di tipo fisico, a causa del quale è purtroppo molto facile sviluppare un'alimentazione ad alto contenuto di carboidrati e con poche proteine.

Sono molti i segni di una voglia di carboidrati di tipo fisico. La prima cosa che si percepisce è una fame smodata per cibi ricchi di carboidrati. Col tempo si sviluppa un bisogno crescente di amidi, snack e dolci. In più, aumentano l'appetito e il peso corporeo a seguito dell'uso di surrogati dei carboidrati, come sostituti dello zucchero e alcol.

I cibi ricchi di carboidrati sono ovunque, il che rende più difficile superarne il desiderio. Mangiare cibi ad alto contenuto di zuccheri e con amidi raffinati alimenterà la voglia invece di placarla, allo stesso modo di una dipendenza da sostanze tossiche. E in effetti alti livelli di carboidrati producono alti livelli di serotonina, componente chimico presente nel cervello, che si trova in sostanze antidepressive come il Prozac. Per cui mangiare cibi ricchi di zuccheri è una forma di auto-medicazione: le persone con bassi livelli di serotonina sono inclini a usare i carboidrati come una vera e propria droga.

Brunch con stufato di broccoli

Ingredienti

450 g di salsiccia

170 g di prosciutto a cubetti

300 g di broccoli, cotti e scolati

400 g di formaggio cheddar grattugiato

80 g di parmigiano

200 g di formaggio spalmabile

½ tazza di panna da montare

12 uova

½ cucchiaino di polvere di cipolla

½ cucchiaino di sale alle spezie

Pepe q.b.

Preparazione

Rosolate la salsiccia e mettetela in una teglia 20x30 cm precedentemente unta.

Aggiungete il prosciutto, i formaggi e i broccoli a pezzi, e mescolate leggermente. Montate la pannagradualmentefino a renderlacremosa.

Aggiungete le uova alla panna e sbattete con le altre spezie. Versate il composto nella teglia. Infornate a 180° C per 45-50minuti o finché la punta del coltello nel mezzo non ne esce pulita. Lasciate riposare 10 minuti prima di servire.

Per porzione

508 Calorie; 41g Grassi; 31g Proteine; 4g Carboidrati; 1g Fibre; 3g Carboidrati netti[1]

---

[1] Carboidrati effettivamente metabolizzati, dunque al netto di alditoli e dolcificanti a basso contenuto calorico.

Colazione all'inglese

Ingredienti

2 uova

3 fette di bacon alla canadese[2]

2 würstelrosolati

1 pomodoro San Marzano

60 g di funghi freschi

1 cucchiaio di burro

Sale e pepe q.b.

Preparazione

Riscaldate il burro in unapadella.In un'altra padella saltate i funghi a fuoco medio-alto finché non si ammorbidiscono, e salate a piacere. Togliete dalla padella e tenete al caldo.Aggiungete il pomodoro tagliato per lungo, il bacon e iwürstel. Cuocete girando da entrambi i lati finché il tutto non sarà ben abbrustolito.

---

[2] Affumicato, cotto e in forma circolare.

Nel frattempo friggete o strapazzate le uova nel burro rimanente. Servite nello stesso piatto.

Per porzione

592 Calorie; 48g Grassi; 33g Proteine; 9g Carboidrati; 2g Fibre; 7g Carboidrati netti

Frittatabacon & cheddar

Ingredienti

6 uova

1 tazza di panna da montare

½ cucchiaino di sale

¼ cucchiaino di pepe

2 cipollotti

5 fette di bacon croccante

100 g di formaggio cheddar

Preparazione

Sbattete le uova, la panna e le spezie, e versatele in una larga teglia tonda precedentemente unta. Aggiungete gli ingredienti restanti e cuocete a 180° C per 30-35 minuti. Lasciate riposare alcuni minuti prima di servire.

Per porzione

320 Calorie; 29g Grassi; 13g Proteine; 2g Carboidrati; tracce di Fibre; 2g Carboidrati netti

Muffin formaggio e salsiccia

Ingredienti

450 g di salsiccia di maiale arrostita

12 uova

200 g di formaggio cheddar

¼ cucchiaino di sale

Un pizzico di pepe

Preparazione

Sbattete le uova e unitele agli altri ingredienti. Versate con un mestolo in 18 coppe per muffin precedentemente imburrate.

Infornate a 180° Cper 30 minuti finché non sono dorati. Lasciate raffreddare e rimuoveteli dalle coppe.

Per porzione

182 Calorie; 14g grassi; 12g Proteine; 1g Carboidrati; tracce di Fibre; 1g Carboidrati netti

Torta salsiccia e spinaci

Ingredienti

450 g di salsiccia

300 g di spinaci bolliti e asciugati

100g di peperoni rossi a cubetti

½ tazza di panna da montare

4 uova

¼ cucchiaino di sale

Pepe q.b.

4 pomodori a strisce

6 cucchiaini d parmigiano

Preparazione

Arrostite la salsiccia in una padella larga. Se preferite scolate il grasso. Piazzate in una teglia da forno 30x40 cm precedentemente unta assieme agli spinaci e ai peperoni.

In una ciotola a parte sbattete panna e uova. Aggiungete il sale e un pizzico di pepe. Versate su salsiccia e verdure e mischiate per amalgamare il tutto.

Decorate lo strato superiore con i pomodori e cospargete di formaggio.

Infornate a 180° C per 35-40 minuti o finché il centro della torta non sarà ben dorato. Lasciate riposare per 10 minuti prima di servire.

Per porzione

413 Calorie; 33g Grassi; 24g Proteine; 6g Carboidrati; 2g Fibra; 4g Carboidrati netti

Quichecon bacon e groviera

Ingredienti

3-4 fette di bacon

6 uova

1 tazza di panna da montare

½ cucchiaino di sale

200 g di groviera grattugiato

Preparazione

Friggete il bacon finché non è scuro e croccante. Sbattete le uova in una ciotola.

Aggiungete la panna e il sale e mescolate bene. Stendete il formaggio e il bacon a coprire uniformemente il fondo di una teglia tonda di vetro del diametro di 20-25 cm.

Versate il composto di uova sul formaggio. Infornate a 180° C per 35-40 minuti o finché un coltello affondato nel mezzo non esce pulito.

Per porzione

378 Calorie; 32g Grassi; 19g Proteine; 3g Carboidrati; 0g Fibre; 3g Carboidrati netti

Torta broccoli, bacon e formaggio

Ingredienti

200 g di bacon a pezzi

1 cipolla piccola

6 uova

450 g di broccoli bolliti a pezzi

¾ tazza di panna da montare

200 g di groviera grattugiato

½ cucchiaino di sale

¼ cucchiaino di peperoncino

Preparazione

Imburrate una teglia tonda di 20-25 cm di diametro e abbastanza profonda. Friggete il bacon in una padella finché non è croccante; mettete da parte 1 cucchiaio dei grassi sciolti in un'altra padella, in cui salterete la cipolla finché non si è ammorbidita.

Sbattete le uova, la panna e le spezie in una ciotola larga. Aggiungete gli ingredienti rimanenti e mescolate bene.

Versate in una teglia tonda. Infornate a 180° C per 35-40 minuti o finché un coltello inserito nel mezzo non esce pulito.

Lasciate riposare 10 minuti prima di servire.

Per 1/6 di torta

561 Calorie; 45g Grassi; 31g Proteine; 7g Carboidrati; 2g Fibre; 5g Carboidrati netti

Quiche piccante di salsiccia

Ingredienti

450 g di salsiccia di maiale arrostita

200 g di formaggio Colby-Jack grattugiato

70 g di cipolla

100 g di peperoni verdi

1 cucchiaio di peperoncino jalapeño tritato

10 uova

1 cucchiaino di salsa piccante

1 cucchiaino di cumino

1 cucchiaino di sale

½ cucchiaino di aglio in polvere

½ cucchiaino di pepe

Preparazione

Stendete la salsiccia in una teglia da forno 20x30 cm. Fate uno strato con il formaggio, poi con la cipolla a pezzi, poi con i peperoni e infine col formaggio rimanente.

Sbattete le uova con le spezie; versate sulla teglia il più uniformemente possibile. Infornate a 180° C per 22 minuti.

Lasciate riposare 10 minuti prima di tagliare.

Per porzione

265 Calorie; 21g Grassi; 18g Proteine; 2g Carboidrati; tracce di Fibre; 2g Carboidrati netti

Torta cipolla & bacon

Ingredienti

5 fette di bacon a pezzetti

1 cipolla grande tagliata sottile

230 g di formaggio Monterey Jack[3]

6 uova

1 tazza di panna da montare

½ cucchiaino di sale

1 cucchiaino di chili

Preparazione

Saltate in padella bacon e cipolla finché il bacon è cotto e la cipolla è tenera e leggermente caramellata.Stendete il formaggio in una teglia tonda, e sopra aggiungete bacon e cipolla. Sbattete le uova, la panna e le spezie, e versatele nella teglia.

---

[3] Formaggio americano a pasta semidura, solitamente bianco, derivato dal latte di mucca.

Infornate a 180° Cper 35-40 minuti finché un coltelloal centro della torta non esce pulito. Lasciate riposare 10 minuti prima di servire.

Per 1/8 di torta

295 Calorie; 25g Grassi; 14g Proteine; 3g Carboidrati; trace di Fibre; 2.5g Carboidrati netti

Quichepomodoro fresco e basilico

Ingredienti

Olio d'oliva

150 g di cipolla sminuzzata

1 spicchio d'aglio tritato

80 g di mozzarella tritata

100 g di pomodori

¼ di tazza di basilica fresco, tritato finemente

½ tazza di panna da montare

½ tazza d'acqua

¼ cucchiaino di pepe

½ cucchiaino di sale

6 uova

Preparazione

Imburrate una teglia tonda da 20-25 cm. Saltatele cipolle e l'aglio nell'olio fino a dorarle. Stendetele sul fondo della teglia, e aggiungete la mozzarella.

Mettete il pomodoro a fette sulla mozzarella e aggiungete il basilico. Mescolate panna, acqua, sale, pepe e uova e versate in modo uniforme sulla teglia.

Infornate a 180° Cper 35 minuti finché un coltello nel centro della torta non esce pulito. Lasciate riposare 10 minuti prima di servire.

Per porzione

221 Calorie; 18g Grassi; 10g Proteine; 4g Carboidrati; 1g Fibre; 3g Carboidrati netti

Uova strapazzate al chili

Ingredienti

1 cucchiaio di burro

3 uova

Sale q.b.

30 g di formaggio cheddar grattugiato

1 cucchiaio di salsa chili

1 cucchiaio di panna acida

Preparazione

Riscaldate il burro in una piccolo padella antiaderente a fuoco medio-alto. Appena il burro si è sciolto rompete le uova nella padella. Aggiungete sale e formaggio.

Lasciate cuocere le uova continuando a mescolare finché sono pronte con la consistenza di vostro piacimento, e servitele con la salsa e la panna acida.

Per porzione

465 Calorie; 39g Grassi; 26g Proteine; 4g Carboidrati; 0g Fibre; 4g Carboidrati netti

Uova strapazzate con feta

Ingredienti

15g burro

3 uova

1 cucchiaino di acqua

75 g di fetasbriciolata

Sale e pepe q.b.

Preparazione

Riscaldate il burro in una padella a fuoco medio-alto. Sbattete le uova con l'acqua e versatele nella padella, aggiungete la feta e continuata a cucinare mescolando di tanto in tanto per ottenere un composto morbido. Aggiungete sale e pepe a piacere.

Quiche di spinaci

Ingredienti

70 g di cipolla a pezzi

1 cucchiaio di burro

300 g di spinaci bolliti e scolati

5 uova sbattute

¼ cucchiaino di sale

¼ cucchiaino di pepe

340 g di formaggio Munster grattugiato

Preparazione

Saltate la cipolla nel burro finché non è morbida. Aggiungete gli spinaci e cuocete fino alla totale evaporazione dei liquidi in eccesso. Mettete il formaggio in una teglia tonda da 20-25 cm, aggiungete gli spinaci e mescolate.

Aggiungete sale e pepe alle uova, sbattete e versatele sul composto della teglia, amalgamando gli ingredienti.Infornate a 180° C per 30 minuti.

Per 1/8 di quiche

228 Calorie; 17g Grammi; 15g Proteine; 3g Carboidrati; 1g Fibre; 2g Carboidrati netti

Uovastrapazzateallagroviera

Ingredienti

2 uova

80 g di groviera

Sale e pepe q.b.

Preparazione

Sciogliete un cucchiaio di burro in una padella antiaderente. Rompete due uova e mescolate leggermente per amalgamare.

Salata a piacere con sale e pepe, e mescolate subito con la groviera grattugiata. Mescolate ancora fino a raggiungere la consistenza preferita.

Per porzione

357 Calorie; 29g Grassi; 21g Proteine; 2g Carboidrati; 0g Fibre; 2g Carboidrati netti

Uova strapazzate con peperoni gratinati e avocado

Ingredienti

½ cucchiaio burro

2 uova

40 g peperoni rossi

60 g avocado a pezzi

Sale q.b.

Preparazione

Riscaldate il burro a fuoco medio in una padella antiaderente. Rompeteci dentro le uova rompendo i tuorli con una forchetta, e aggiungete il sale.

Mescolate finché le uova non sono cotte, e aggiungete peperoni e avocado.

Cucinate e mescolate ancora fino a raggiungere la consistenza desiderata. Se necessario aggiustate di sale.

Per porzione

317 Calorie; 26g Grassi; 14g Proteine; 9g Carboidrati; 5g Fibre; 4g Carboidrati netti

Omelettevegetariana

Ingredienti

30g burro

1 cipolla piccola a pezzi

1 peperone verde a pezzi

4 uova

2 cucchiai di latte

¾ cucchiaio di sale

¼ cucchiaio di pepe nero fresco

60g groviera grattugiata

Preparazione

Sciogliete metà del burro in una padella a fuoco medio. Cuocete cipolla e peperone nel burro per 4 o 5 minuti, mescolando occasionalmente finché le verdure non sono morbide.

Nel frattempo sbattete le uova con il latte, mezzo cucchiaio di sale e pepe.

Togliete le verdure dal fuoco e spostatele in una ciotola, aggiungendo il resto del sale.

Sciogliete il restante burro (nella padella usata per le verdure) a fuoco medio.

Prima che il burro cominci a bollire aggiungete le uova e cuocetele per 2 minuti o comunque prima che le uova comincino ad attaccarsi alla padella. Alzate leggermente ibordi della padella per livellare l'omelette e far cuocere tutto l'uovo. Continuate a cuocere per 2 o 3 minuti o finché il centro dell'omelette non comincia ad apparire asciutto.

Spargete il formaggio e versate le verdure nel centro dell'omelette. Ripiegate con cura un lato dell'omelette sulle verdure.

Lasciate cuocere l'omelette per altri 2 minuti o finché il formaggio non si è sciolto. Fate scivolare l'omelette dalla padella a un piatto da portata e dividete in due.

Uovo al forno

Ingredienti

¼ tazza di panna da montare

8 uova

100 g di emmenthal o groviera grattugiato

Erba cipollina tritata

Sale e pepe q.b.

Preparazione

Versate la panna in una teglia di vetro di 20 cm di diametro precedentemente imburrata. Rompete le uova nella panna facendo attenzione a non romperne i tuorli.

Aggiungete sale, pepe e formaggio. Infornate a 220° C per 10 minuti per un tuorlo più sodo, o altrimenti per 9 minuti.Togliete dal forno e decorate con erba cipollina a piacere.

Per porzione

306 Calorie; 23g Grassi; 21g Proteine; 3g
Carboidrati; 0g Fibre; 3g Carboidrati netti

Stufato di peperoni verdi

Ingredienti

400 g di peperoni verdi

230 g di formaggio al pepe grattugiato

3 uova

¾ tazza di panna da montare

½ cucchiaino di sale

100 g di formaggio cheddar grattugiato

Preparazione

Imburrate una teglia 20x20 cm. Tagliate ogni peperone in lungo e apritelo in due. Stendete metà dei peperoni sul fondo della teglia, con la pelle verso il basso, in un solo strato.

Stendeteci sopra il formaggio al pepe, e infine un nuovo strato di peperoni, con la pelle questa volta verso l'alto. Sbattete le uova con panna e sale, e versatele sui peperoni.

Infine fate un ultimo strato di cheddar. Infornate a 180° C per 35 minuti o finché la strato superiore non è ben dorato. Lasciate riposare per 10 minuti prima di servire.

Per 1/6 di stufato

364 Calorie; 31g Grassi; 18g Proteine; 3g Carboidrati; 0g Fibre; 3g Carboidrati netti

Uova alla panna

Ingredienti

2 uova sbattute

1 cucchiaio di burro

2 cucchiai di formaggio spalmabile all'erba cipollina

Preparazione

Sciogliete il burro in una padella, e aggiungete uova e formaggio. Mescolate e cucinate fino alla consistenza desiderata.

Per porzione

341 Calorie; 31g Grassi; 15g Proteine; 3g Carboidrati; 0g Fibre; 3g Carboidrati netti